BEI GRIN MACHT SICH IHR WISSEN BEZAHLT

AF136449

- Wir veröffentlichen Ihre Hausarbeit, Bachelor- und Masterarbeit

- Ihr eigenes eBook und Buch - weltweit in allen wichtigen Shops

- Verdienen Sie an jedem Verkauf

Jetzt bei www.GRIN.com hochladen und kostenlos publizieren

GRIN ☺

Gewalt unter der Geburt. Gründe, Auswirkungen und Folgen

Julia Hollmann

GRIN

Bibliografische Information der Deutschen Nationalbibliothek:

Die Deutsche Nationalbibliothek verzeichnet diese Publikation in der Deutschen Nationalbibliografie; detaillierte bibliografische Daten sind im Internet über http://dnb.d-nb.de abrufbar.

ISBN: 9783346760715
Dieses Buch ist auch als E-Book erhältlich.

Gewalt unter der Geburt

Bachelorarbeit

Fachbereich 11: Human- und Gesundheitswissenschaften

Studiengang Public Health/Gesundheitswissenschaften

eingereicht von: Hollmann, Julia

eingereicht am: 22.09.2022

Abstract

Gewalt unter der Geburt galt lange Zeit als Tabuthema. Nun wird dieses Thema immer mehr öffentlich diskutiert und auch die Forschung hat ein immer größer werdendes Interesse daran, der Wissenslücke auf diesem Gebiet zu begegnen. Denn Gewalt unter der Geburt findet täglich weltweit statt und Gebärenden wird so das Recht auf eine gewaltfreie, selbstbestimmte Geburt genommen. Ziel dieser Arbeit soll es sein, herauszufinden, was die Gründe für diese Gewaltform sind und welche Folgen und Auswirkungen sie für betroffene Personen hat. Durchgeführt wurde eine Literaturrecherche der Datenbanken PubMed sowie der Onlinebibliothek der Staats- und Universitätsbibliothek Bremen und ihrer Partnerbibliotheken. Eingeschlossen wurden Studien in deutscher sowie englischer Sprache, die von 1975-2022 veröffentlicht worden sind. Eine Einschränkung hinsichtlich des untersuchten Landes gab es dabei nicht. Es zeigte sich, dass sich die Gründe für Gewalt unter der Geburt auf zwei große strukturelle Probleme zurückzuführen sind: zum einen auf die Ökonomisierung des Gesundheitswesens und zum anderen auf den damit einhergehenden und momentan vorherrschende Hebammenmangel. Die Ökonomisierung des Gesundheitswesens führt zum vermehrten und früheren Einsatz von medizinischen Maßnahmen unter der Geburt, da finanzielle Anreize für mehr Interventionen gesetzt werden. Da jede Intervention das Potential hat, gewaltsam durchgeführt zu werden, ist die Ökonomisierung ein Hauptfaktor für Gewalt unter der Geburt. Außerdem geht die Zahl der Kliniken mit Kreißsälen stark zurück, da sich eine interventionsarme Geburtshilfe kaum noch lohnt. Die verbleibenden Krankenhäuser haben also eine deutlich höhere Arbeitsbelastung, da bei sinkender Klinikanzahl die Geburtenzahlen weiterhin steigen. Die hohe Arbeitsbelastung sowie der Hebammenmangel führen zu vermehrtem Stress und Druck beim Personal, der die Qualität der Geburtshilfe stark mindert und wodurch ebenfalls Gewalt entstehen kann. Von den Folgen von Gewalt unter der Geburt können Gebärende, Kinder, Väter/Partner*innen sowie das geburtshilfliche Personal betroffen sein. Sie reichen von physischen Folgen wie Verletzungen und Hämatomen bei Mutter und Kind bis hin zu psychischen Folgen wie der möglichen Entstehung einer Posttraumatischen Belastungsstörung bei Gebärenden, Vätern/Partner*innen sowie dem Personal. Bei Kindern kann eine gewaltsame Geburt auch zu einer psychosomatischen Entwicklungsstörung führen.

Inhaltsverzeichnis

1 Einleitung

„Plötzlich tauchte von irgendwoher der Arzt auf. Er stand links von mir, warf sich auf meinen Bauch und drückte dagegen. Ich fühlte mich wie vergewaltigt und hatte das Gefühl, mein geliebtes Kind würde aus mir herausgeprügelt. Was ich wollte, zählte nicht mehr. Ich war nur noch eine Hülle. Noch heute könnte ich weinen, dass meine Tochter auf diese brutale Weise ihr erstes Zuhause, meinen schützenden Bauch, verlassen musste." (Mundlos 2015: 97f.).

Dieses Zitat stammt aus dem Geburtsbericht einer jungen Frau und schildert eine sehr gewaltsame Geburtserfahrung. Das dort beschriebene Vorgehen ist sehr konträr zu dem gesellschaftlich weit verbreiteten Denken, dass die Geburt des eigenen Kindes der schönste Augenblick im Leben werdender Eltern ist. Handelt es sich bei dieser gewaltvollen Geburt also um einen Einzelfall?

Laut der Weltgesundheitsorganisation (WHO) (2015: 1) zeichne sich anhand einer wachsenden Zahl von Forschungsprojekten weltweit ein beunruhigendes Bild von missbräuchlicher und gewaltsamer Behandlung von Frauen unter der Geburt ab. Die eingangs beschriebene Geburtserfahrung scheint folglich kein Einzelfall zu sein. Die WHO (2015: 1) beschreibt weiter, dass eine geringschätzige Behandlung von Schwangeren zwar im gesamten Verlauf der Schwangerschaft bis hin zu der Zeit im Wochenbett stattfinden könne, jedoch seien Frauen besonders unter der Geburt am verletzlichsten. Gewalt unter der Geburt stellt sich demnach als global auftretendes Problem heraus. Die Gewalt, die Gebärende unter der Geburt erfahren, äußert sich auf drei verschiedenen Ebenen: der physischen, psychischen sowie der strukturellen Ebene (Mundlos 2015). Beispiele für geburtshilfliche Gewalt sind missbräuchliche Behandlungen, aufgezwungene oder ohne ausdrückliche Zustimmung vorgenommene medizinische Interventionen, verbale Beleidigungen, Missachtung der Schweigepflicht, Verweigerung der Schmerzbehandlung, Festschnallen der Beine oder die Vernachlässigung von Frauen unter der Geburt (WHO 2015) (Grieschat 2014). Ein solch gewaltsamer Umgang unter der Geburt kann bei den Gebärenden als auch bei den Kindern zu negativen Folgen führen und deren Gesundheit längerfristig beeinträchtigen (Ameli et al. 2020). Hierzu zählen neben körperlichen Verlet-

1

zungen durch Dammschnitte oder den Kristeller-Handgriff auch psychische Folgen. Immer mehr Forschungsberichte stellen dar, dass sich bei Gebärenden, die unter der Geburt gewaltsam behandelt worden sind, sogar eine Posttraumatische Belastungsstörung entwickeln kann (Ayers et al. 2006). Doch nicht nur Gebärende und deren Kinder können unter den Folgen von traumatischen Geburtserfahrungen leiden. Mittlerweile wurde festgestellt, dass auch Väter/Partner*innen und das geburtshilfliche Personal psychische Folgen von diesem Gewalterleben erleiden können (Weidner et al. 2018).

Trotz den bestehenden Nachweisen, dass Gewalt in der Geburtshilfe existiert, besteht aktuell international noch kein Konsens über die wissenschaftliche Definition oder die einheitliche Erfassung von missbräuchlicher Behandlung. Es gibt daher keine genauen Daten zur Prävalenz und das Thema weist bisher eine große Wissenslücke auf (WHO 2015). Infolgedessen besteht ein großes Forschungsinteresse an der Thematik für die Wissenschaft und Praxis von Public Health. Diese hat das Ziel die Entstehung von Krankheiten gesamtgesellschaftlich zu verhindern, die Lebensqualität zu steigern, Gesundheit zu fördern und das Gesundheitssystem auf seine Qualität zu prüfen und durch Maßnahmen zu verbessern. Public Health richtet sich, anders als die klinische Medizin, nicht auf einzelne Menschen, sondern auf die gesamte Bevölkerung und besondere Risikogruppen (Carels et al. 2005). Durch diese Zielsetzung begründet hat das Thema „Gewalt unter der Geburt" eine hohe Public Health Relevanz. Denn besonders ein guter und gesunder Start ins Leben durch eine gewaltfreie Geburt, ist ein zentrales Element für eine gesunde Bevölkerung und betrifft jeden Menschen (WHO 2015).

Ziel dieser Arbeit ist es somit, auf Public Health Ebene herauszufinden, was die Gründe für die Entstehung von Gewalt unter der Geburt sind und welche Folgen und Auswirkungen sie haben kann. Hierfür wird zuerst eine umfassende Einführung in das Thema von Gewalt unter der Geburt gegeben. Es wird eine Begriffsdefinition von Gewalt generell, spezifischer aber von Gewalt unter der Geburt nach aktuellem Wissensstand dargelegt. Daraufhin folgt ein kurzer Überblick über die drei verschiedenen Formen, durch die sich Gewalt in der Geburtshilfe äußern kann. Es wird außerdem beleuchtet, wie hoch laut der aktuellen Datenlage die Prävalenz ist. Hierfür wird durch den bestehenden Forschungsbedarf auf die Interpretation der aktuellen Interventionsraten zurückgegriffen. Es werden jedoch auch die Prävalenz von geburtshilflicher Gewalt gegenüber Gebärenden sowie die

Prävalenz von Gewalt gegenüber dem geburtshilflichen Personal einzeln beleuchtet. Nachdem dann ein erster Überblick über die Thematik geschaffen wurde, wird näher auf die Gründe für die Entstehung der Gewalt im Kreißsaal eingegangen. Zu nennen sind hier vor allem die Ökonomisierung im Gesundheitswesen sowie der aktuell bestehende Hebammenmangel. Im Anschluss daran wird die Folgen und Auswirkungen von geburtshilflicher Gewalt auf betroffene Personengruppen genannt, sowie die Entstehung einer Protestaktion gegen Gewalt in der Geburtshilfe. Als Lösungsansatz werden nachfolgend Maßnahmen zur Gewaltprävention dargestellt, wie beispielsweise das Ende der Ökonomisierung in der Geburtshilfe oder die flächendeckende und dauerhafte Eins-zu-eins-Betreuung unter der Geburt durch geburtshilfliches Personal. Im letzten Teil dieser Arbeit wird die Problematik kurz zusammengefasst und ein abschließendes Fazit gezogen.

Auch wenn in dieser Arbeit oft Begriffe wie „die Mutter", „die Gebärende" oder „der Vater" benutzt werden und so ein binäres Bild von Geschlecht erzeugt werden kann, sollen in dieser Arbeit selbstverständlich alle gebährfähigen Menschen, alle Partner*innen und Elternteile sowie auch alle unterschiedlichen Familienformen gemeint sein.

2 Was ist Gewalt unter der Geburt?

2.1 Begriffsdefinitionen

„Trotz der bestehenden Nachweise, welche nahelegen, dass die von Frauen erlebte Geringschätzung und Misshandlung unter der Geburt weit verbreitet ist, besteht aktuell kein Konsens zur wissenschaftlichen Definition und zur Erfassung von Geringschätzung und Misshandlung." (WHO 2015: 2). Dieses Zitat aus einem Beitrag der Weltgesundheitsorganisation (WHO) mit dem Titel „Vermeidung und Beseitigung von Geringschätzung und Misshandlung bei Geburten in geburtshilflichen Einrichtungen" stellt dar, dass bisher keine allgemeingültige wissenschaftliche Definition für „Gewalt in der Geburtshilfe" festgelegt wurde. Das liegt vor allem darin begründet, dass Gewalt sehr individuell wahrgenommen werden kann und es somit nicht möglich ist, klar definierbare Grenzen zu ziehen. Um den Gewaltbegriff dennoch so gut es geht zu beleuchten und festzulegen, was in dieser Arbeit unter den Begriff fällt, werden im Folgenden zuerst Gewalt im Allgemeinen und daraufhin Gewalt in der Geburtshilfe anhand einiger Definitionen aus der Fachliteratur erläutert.

Die WHO definiert Gewalt im Allgemeinen beispielsweise wie folgt:

> *„Der absichtliche Gebrauch von angedrohtem oder tatsächlichem körperlichem Zwang oder physischer Macht gegen die eigene oder eine andere Person, gegen eine Gruppe oder Gemeinschaft, der entweder konkret oder mit hoher Wahrscheinlichkeit zu Verletzungen, Tod, psychischen Schäden, Fehlentwicklung oder Deprivation führt."* (WHO 2002: 6).

Diese Definition von Gewalt beschreibt, dass Gewalt immer nur intentionell ausgeübt wird und auch stets nur auf körperlicher Ebene stattfinden kann. Der Friedens- und Konfliktforscher Johan Galtung hingegen zieht die Grenze, ab wann von Gewalt gesprochen werden kann, schon deutlich früher. Seiner Auffassung nach, kann jede Situation als gewaltsam beschrieben werden, in der eine Person so beeinflusst wird, dass ihre geistige und somatische Verwirklichung geringer ist, als sie potentiell sein könnte. Solche Situationen können, so Galtung (1975), auch unabsichtlich entstehen. Außerdem unterscheidet er Gewalt in drei konkrete Formen: personale Gewalt durch einen direkten Täter, gesellschaftliche oder strukturelle Gewalt und kulturelle Gewalt, die durch definierte kulturelle Eigenschaften entsteht (Galtung 1975: 9ff.). Gewalt im generellen Sinne, kann also als großes Spektrum angesehen werden und reicht von Situationen, in denen Personen sich (unabsichtlich) unterdrückt fühlen, bis hin zu körperlichen Übergriffen, die Verletzungen hervorrufen oder sogar zum Tod führen. Blickt man nun von der Gewalt im Allgemeinen auf das spezifischere Feld der Gewalt unter der Geburt oder in der Geburtshilfe, so gibt es auch hier verschiedene Definitionsansätze. Die WHO versteht unter Gewalt in der Geburtshilfe oder „obstetric violence" im internationalen Terminus eine „missbräuchliche und vernachlässigende Handlung" (WHO 2015: 1). Als Beispiele werden hierfür werden körperliche Misshandlung, tiefe Demütigung und verbale Beleidigung, aufgezwungene oder ohne ausdrückliche Einwilligung vorgenommene medizinische Eingriffe, Missachtung der Schweigepflicht, Nichteinhaltung der Einholung einer vollumfänglich informierten Einverständniserklärung, Verweigerung der Schmerzbehandlung oder grobe Verletzung der Intimsphäre genannt (WHO 2015: 1). Diese Definition beschreibt jedoch, dass diese Form der Gewalt lediglich für die (werdenden) Mütter erfahrbar ist.

Auf der Website gerechte-geburt.de, die von Mascha Grieschat einer Geburtsbegleiterin und Begründerin der Initiative Gerechte Geburt e.V. ins Leben gerufen worden ist, ist folgende Definition zu lesen:

> *„Gewalt in der Geburtshilfe sind Handlungen, Vorgänge und/oder systemische sowie soziale Zusammenhänge, die sich während der Schwangerschaft, unter der Geburt oder im Wochenbett negativ beeinflussend, verändernd oder schädigend auf Frauen, gebärfähige Menschen (Transsexuelle) und ihre (ungeborenen) Kinder auswirken. Indirekt können auch Väter, Partner/innen, geburtshilfliches Personal oder Familienangehörige betroffen sein."* (Grieschat 2014).

Diese Definition des Terminus greift die Problematik weiter und schließt neben den Gebärenden auch die Kinder sowie Partner*innen und das geburtshilfliche Personal mit ein. Hier wird deutlich, dass auch diese Personen von Gewalt unter der Geburt oder in der Geburtshilfe betroffen sein können. Hierbei umfassen die Gebärenden die hauptsächlich betroffene Gruppe. Doch es ist nicht außer Acht zu lassen, wie auch das Miterleben von gewaltsamen Handlungen traumatisierend sein kann weshalb auch alle anderen beteiligten Personen von solcher Gewalt betroffen sein können. Mit diesem erweiterten Begriffsverständnis soll im Folgenden gearbeitet werden.

2.2 Formen

Die Soziologin und Sachbuchautorin Christina Mundlos unterscheidet in ihrem in 2015 erschienenem Buch „Gewalt unter der Geburt: der alltägliche Skandal" drei Formen der geburtshilflichen Gewalt: die physische Gewalt, die psychische Gewalt und die sexuelle Gewalt. Die physische Gewalt ist vermeintlich die Gewaltform, die am leichtesten zu definieren ist und meist von außen erkennbar ist, jedoch muss im Kontext von Geburt und Geburtshilfe klar zwischen Interventionen, die eventuelle Verletzungen mit sich bringen können, jedoch medizinisch notwendig sind, und solchen, die die Gebärenden nur unnötig verletzen, unterschieden werden (Mundlos 2015). Des Weiteren beschreibt Franke (2007: 3), dass es nicht unbedingt an sich schmerzhafte Interventionen oder massive medizinische Eingriffe sein müssen, sondern dass auch scheinbar harmlose Situationen oder Handlungen, die an der Gebärenden vollzogen werden, von ihr als Akt der Gewalt erlebt werden könnten.

Psychische Gewalt hingegen ist deutlich schwieriger zu erkennen, denn sie hängt vom individuellen Empfinden des Empfängers ab. So kommt es, dass Missverständnisse in der Kommunikation zwischen Sender und Empfänger entstehen und Worte als Bedrohungen, Beleidigungen, Verleumdungen, Entwertungen oder Angstmachen aufgefasst werden können, auch wenn sie nicht so gemeint sind. Sexuelle Gewalt beschreibt aufgezwungene sexuelle Handlungen, bei denen der Austragungsort der Aggression und der damit verbundene Machtmissbrauch auf der sexuellen Ebene liegen (Mundlos 2015). Viele Frauen würden, laut Franke (2007: 7), die Gewalt, die sie unter der Geburt erlebten, auch als Vergewaltigung bezeichnen. Dadurch wird deutlich, dass Geburt nicht nur ein rein medizinischer, sondern vor allem auch ein sexueller Vorgang ist und somit auch auf der sexuellen Ebene verletzt. Neben diesen drei Ebenen, auf denen Gewalt ausgetragen werden kann, lässt sich außerdem noch die Ebene der strukturellen Gewalt ergänzen. Denn Gewalt muss nicht zwingend immer nur von Einzelpersonen ausgehen, sondern kann auch von einer Gemeinschaft beziehungsweise auch dem Staat ausgeübt und geduldet werden (Grieschat 2014; Mundlos 2015).

Im Folgenden sollen nun einige Beispiele nach Grieschat (2014) und Mundlos (2015) für die unterschiedlichen Gewaltformen genannt werden.

Unter physische Gewalt fallen beispielsweise Handlungen wie:

- Festhalten
- Festschnallen der Beine
- Vorschreiben der Gebärposition
- Medizinisch nicht indizierte Untersuchen (z.b. wiederholt nach dem Muttermund tasten, wenn dies nicht gewollt/notwendig ist)
- Ohne Einverständnis und ohne medizinische Notwendigkeit Maßnahmen durchzuführen wie: Kaiserschnitt, Dammschnitt, Katheter legen, Medikamentengabe
- Herausziehen/-reißen der Plazenta
- Zu enges oder festes Vernähen nach einem Dammschnitt („husband stitch")
- Kristeller-Handgriff (ein Handgriff, bei dem das Kind von außen durch Hebamme, Arzt oder Ärztin mitgeschoben wird)
- Schläge, Ohrfeigen, Kneifen

Unter psychische Gewalt fallen Handlungen wie:

- Anschreien
- Ausübung von verbaler Gewalt (z.B. Sätze wie: „Wenn Sie jetzt nicht mitarbeiten, dann stirbt Ihr Baby!" oder „Seien Sie gefälligst still!" und Beleidigungen)
- Hinwegsetzen über die Rechte und Wünsche der Gebärenden
- Ausübung von Druck
- Zwang
- Diskriminierung aufgrund von Alter, Gewicht, Herkunft o.Ä.
- Sexualisierte Gewalt in Form von Sprache, Witzen
- Verbot zu essen/trinken, sich zu bewegen
- Gebärende unter der Geburt alleine zu lassen (außer, wenn diese es ausdrücklich wünschen)
- Keine (echte) Wahlfreiheit bei medizinischen Interventionen lassen
- Willkür
- Respektloser Umgang mit Gebärenden wie z.B. auslachen, Intimsphäre verletzen
- Pietätloser Umgang mit Nabelschnur, Plazenta oder totgeborenen Kindern

Unter strukturelle Gewalt fallen Handlungen wie:

- fehlende Raumkapazitäten oder Personalmangel: geburtshilfliche Kliniken weisen Frauen selbst unter Wehen und mit Voranmeldung ab
- Hebammenunterversorgung
- Schwangere bleiben ohne Betreuung zur Vorsorge, zur Geburtsbegleitung (Bezugs-/ Beleghebamme) oder zur Nachsorge
- Qualität der Geburtshilfe sinkt: Gebärenden werden im Kreißsaal allein gelassen, da Hebammen und geburtshilfliches Personal sich um mehrere Schwangere gleichzeitig kümmern müssen oder es wird z.b. eine schmerzstillende PDA gelegt, um die Frau ruhigzustellen
- interne Standards wie Leitlinien werden z.T. außer Acht gelassen
- Haftpflichtproblematik, Hebammen geben ihre Arbeit auf und stehen nicht mehr für Geburtsbegleitung zur Verfügung
- Hierarchien im Kreißsaal, Angst vor Regressforderungen, systemisch bedingt wird Druck ausgeübt

(Grieschat 2014; Mundlos 2015)

Anhand dieser spezifischen Beispiele, inwiefern sich Gewalt unter der Geburt konkret äußert und welche Erscheinungsformen sie hat, wird noch einmal deutlich, wie subtil aber auch wie schwerwiegend solche Gewalthandlungen Gebärenden gegenüber tatsächlich sein können.

2.3 Prävalenz

2.3.1 Häufigkeit verschiedener Interventionen

Bevor im folgenden Teil eine genauere Beleuchtung der Prävalenz zu Gewalt unter der Geburt gegenüber verschiedener Personengruppen erfolgt, wird vorerst der Blick auf die generelle Häufigkeit von Interventionen in der heutigen Geburtshilfe geworfen. Denn durch die dünne Datenlage zu konkreten Prävalenzen, verschafft der Blick auf die Interventionsraten einen guten ersten Eindruck von der momentanen Situation in der Geburtshilfe.

Bei geburtsmedizinischen Interventionen entstehe eine aktive und direkte Form von professionalisierter Interaktion an Grenzen, die mit einer hohen Verwundbarkeit einhergehe (Ameli et al. 2020: 144). Emotionen und der Körper seien dabei nicht voneinander zu trennen, sondern innig ineinander verknüpft, so Ameli et al. (2020: 144). Das bedeutet, dass mit jeder vorgenommenen Intervention, das Risiko einer körperlichen oder emotionalen Verletzung einhergeht und sie somit nur so häufig wie notwendig durchgeführt werden sollten. In der Realität sieht dies oftmals sehr anders aus. In Deutschland würde, laut Mundlos (2015: 39), der geringste Teil, nämlich lediglich sechs Prozent aller Geburten, komplett interventionsfrei ablaufen.

In einem Forschungsprojekt von Schwarz et al. (2004), welches sich mit der Technisierung von Geburt beschäftigte, wurden Daten von über einer Million Geburten ausgewertet. Hierbei wurde herausgefunden, dass beispielsweise schon während der Schwangerschaft 82% der Schwangeren mehr Kontrolltermine wahrgenommen haben, als die zehn hierfür vorgesehenen Termine. Des Weiteren wurde während dieser Kontrolltermine auch in 95,8% der Fälle eine Kardiotokographie (CTG) durchgeführt. Diese Form der Kontrolle ist eigentlich nur bei bestehender Indikation vorgesehen und nicht standardmäßig durchzuführen (Schwarz et al. 2004: 23). Auch während der Geburt hatten 98,8% der Gebärenden ein Dauer-CTG, obwohl es hierfür keinen wissenschaftlich nachgewiesenen Vorteil gibt. Außerdem wird auch immer seltener auf den natürlichen Beginn der Wehen gewartet und 23,4% der Geburten werden mittels Prostaglandins eingeleitet. Oftmals wird nicht nur der Geburtsbeginn, sondern auch der gesamte Verlauf der Geburt beschleunigt. So erhielten etwa 40% der Frauen, die nicht per Kaiserschnitt entbunden haben, einen Wehentropf, um die Wehentätigkeit anzuregen. Auch Interventionen wie die Peridualanästhesie (PDA), die eingesetzt wird, um starke Schmerzen während der Geburt zu lindern, sind in 19,2% der Fälle angewandt worden (Schwarz et al. 2004). Dammschnitte sind mit 23,8% bei klinischen Geburten ebenfalls eine relativ häufige Intervention. Außerklinisch liegt die Dammschnittrate jedoch nur bei 4,6% (Mundlos 2015).

Auch der Kaiserschnitt stellt eine in Deutschland immer häufiger auftretende Intervention dar (Schwarz et al. 2004). Hierbei werden zwei Arten des Kaiserschnitts unterschieden. Zum einen gibt es den primären Kaiserschnitt, der bereits vor Entbindungstermin oder

Einsetzen der Wehentätigkeit als Entbindungsform festgelegt wird. Dieser wird bei gegebener Indikation wie beispielsweise einer Beckenendlage oder einem „zu großen" Kind festgelegt. Er kann aber auch auf Wunsch der Schwangeren, aus Angst vor einer vaginalen Geburt oder anderen individuellen Gründen, durchgeführt werden (Haerty 2006). Diese Form des Kaiserschnitts stehe, laut Eichholz (2019: 17), momentan in der Kritik, da sie dem Kenntnisstand der Wissenschaft nicht gerecht würde und auch z.B. bei einer Beckenendlage ein Kaiserschnitt oft vermeidbar wäre, jedoch für die sicherste Geburtsform erachtet würde. Die zweite Variante des Kaiserschnitts ist die sekundäre Sectio, die vorher nicht geplant worden ist oder medizinisch indiziert war, sondern beispielsweise bei Geburtsstillstand oder im medizinischen Notfall durchgeführt wird (Haerty 2006). Diese Form macht momentan in Deutschland die Hälfte aller Kaiserschnitte aus (Eichholz 2019). Generell ist es so, dass in Deutschland aktuell 32% der Geburten via Kaiserschnitt erfolgen (Mundlos 2015). Laut der WHO (1985: 436) sei jedoch für westliche Industrienationen eine Kaiserschnittrate von lediglich 15% medizinisch indiziert. Kaiserschnittraten, die darüber hinausgingen, hätten keinen medizinischen Nutzen für Mutter und Kind (Eichholz 2019: 17).

Generell lässt sich sagen, dass jede stattgefundene Intervention das Risiko für weitere Maßnahmen deutlich erhöht und somit immer häufiger sogenannte Interventionskaskaden entstehen. Mit dem Begriff Interventionskaskade wird ein Szenario unter der Geburt beschrieben, bei dem durch vorausgegangene Interventionen immer weitere Interventionen nötig werden. Beispielsweise wird oftmals nach dem Legen einer PDA ein Wehentropf nötig, da es durch die Betäubung zum Wehenstillstand kommen kann (Leinweber et al. 2021). Besonders deutlich werden diese Interventionskaskaden bei Geburten, die nicht natürlich beginnen, sondern beispielsweise mittels Prostaglandins eingeleitet werden (Mundlos 2015). Nach einer solchen Einleitung folgt, laut Schwarz et al. (2004: 24), 60% häufiger der Einsatz von Wehenmitteln, fast doppelt so häufig wird eine PDA gelegt und fast doppelt so häufig kommt es dann doch noch zur Entbindung per sekundärem Kaiserschnitt. Eichholz (2019: 6) beschreibt hinsichtlich den steigenden Interventionsraten, dass diese Interventionen, die eigentlich für den Notfall gedacht seien, mittlerweile zur Routine geworden wären und den natürlichen Geburtsverlauf störten. Besonders sei dies der Fall, wenn diese Interventionen ohne medizinische Indikation erfolgen würden. Weiterhin sieht sie in nicht indizierten medikamentösen sowie technischen Eingriffen eine körperliche und seelische Verletzung von Gebärenden und deren Kindern (Eichholz 2019: 6).

Ein weiterer wichtiger Punkt, der die Interventionsraten immer mehr ansteigen lässt, ist der forensische Druck, der auf dem geburtshilflichen Personal, besonders aber auf den Ärzt*innen, lastet. Denn sollte es während der Geburt zur kindlichen Schädigung kommen und die Eltern würden daraufhin die Klinik für den entstandenen Schaden verklagen, besteht für die Ärzt*innen bei unzureichender Dokumentation oder dem Unterlassen von weiteren Interventionen, ein Haftungsrisiko. Bei voller Ausschöpfung der medizinischen Leistungen sind Geburtshelfer*innen rechtlich gesehen also am besten abgesichert. Ein Beispiel hierfür ist die Geburt eines Kindes aus Beckenendlage. Bei der Beckenendlage liegt nicht wie üblich der Kopf des Kindes im Becken der Mutter, sondern das Gesäß. Auch bei Beckenendlage ist nach umfangreicher Aufklärung und vorherigen Untersuchungen eine vaginale Geburt möglich. Es besteht jedoch immer noch ein erhöhtes Risiko für das Entstehen von Komplikationen während der Geburt. Durch dieses Risiko und den rechtlichen Rahmen, der mit einem eventuellen Haftungsrisiko für die Geburtshelfer*innen einhergeht, werden 85% der Kinder, die in Beckenendlage liegen, per Kaiserschnitt entbunden (Schwenzer 2018).

2.3.2 Gewalt gegenüber Gebärenden

Bisher gibt es für Deutschland keine exakten Zahlen zur Prävalenz von Gewalt in der Geburtshilfe. Dennoch wird durch Studien belegt, dass auch in Deutschland Gewalt und ein respektloser Umgang mit den Gebärenden in der Geburtshilfe existiert und sogar eine hohe Prävalenz besteht. Sie stellt ein erhöhtes Risiko für die Gesundheit der Betroffenen dar (Hebammenverband Hamburg 2022: 2). Grund für die fehlenden Daten ist, dass sich die Forschung erst seit 2010 genauer mit dieser Thematik auseinandersetzt, da Gewalt unter der Geburt vorher als Tabuthema galt und nur wenig bis kaum Aufmerksamkeit bekam (Leinweber et al. 2021).

Bisherige internationale Studien geben Prävalenzen von Gewalt unter der Geburt an, die zwischen 11-98% liegen (Bohren et al. 2015). Den Daten einer Mixed-Methods Studie von Bohren et al. (2015: 6ff.) zufolge, stellten sich beispielsweise Prävalenzen von geburtshilflicher Gewalt von 9% in Brasilien, 29% in Tansania, 4,3% in Südafrika und 98% in Nigeria heraus. Für Deutschland gibt Kirsten Kappert-Gonther (2019), Abgeordnete vom Bündnis 90/Die Grünen im Bundestag und Stellvertretende des Gesundheitsausschusses, eine geschätzte Prävalenz gewaltsamer Erfahrungen unter der Geburt von 10-25% an (Kappert-Gonther 2019). An dieser Stelle wird deutlich, dass es sich um ein emergentes und globales Problem handelt, welches dringend mehr populationsbasierter Forschung bedarf (Mesenburg et al. 2018).

Einen groben Überblick über die aktuelle Situation gibt auch eine in 2015 in der brasilianischen Stadt Pelotas, durchgeführte Studie. In dieser Stadt gab es im Jahr 2015 insgesamt 4.333 Geburten, von denen 4.275 der Gebärenden (98,7%) an der Studie teilgenommen haben. Die Teilnehmer*innen wurden nach Erfahrungen von verbaler und physischer Gewalt, dem Verweigern von Behandlung sowie nach Erfahrungen von unangebrachten (invasiven) Maßnahmen unter der Geburt befragt. Die Befragung fand in zwei Teilen statt. Es gab eine erste Befragung direkt nach dem Verlassen des Krankenhauses sowie ein Follow-up drei Monate nach der Geburt (Mesenburg et al. 2018). Insgesamt erlebten 10% der Teilnehmer*innen verbale Gewalt, 6% das Verweigern von Behandlung, ebenfalls 6% erlebten unangebrachte (invasive) Maßnahmen, bei 6% der Gebärenden wurden Interventionen vorgenommen ohne vorherige Aufklärung und 5% erlebten physische Gewalt. Alles zusammen genommen haben 18,3% aller Teilnehmer*innen mindestens eine Form der geburtshilflichen Gewalt erlitten und 5,1% mindestens zwei Formen. Das höchste Risiko Gewalt unter der Geburt zu erfahren, hatten hierbei Frauen, die sehr jung waren, ein geringes Einkommen hatten sowie ihr Kind per Kaiserschnitt, nach zuvor begonnener Wehentätigkeit entbunden haben (Mesenburg et al. 2018). Die freiberufliche Hebamme sowie Hebammenwissenschaftlerin Claudia Limmer führte 2018 eine nicht-repräsentative Online-Umfrage zur Prävalenz von Gewalt unter der Geburt in Deutschland durch. Hierbei konnten 2.045 Teilnehmer*innen verzeichnet werden und die Ergebnisse wurden anschließend im Jahr 2019 auf der Website aerzteblatt.de veröffentlicht. Auch hier ließen sich keine Daten zur Prävalenz erheben, sondern nur welche Formen der Gewalt in der Geburtshilfe wesentlich sind. Die Auswertung ergab, dass bei

42,8% der Befragten Interventionen wie Dammschnitt, Kaiserschnitt, vaginale Untersuchungen, Fruchtblaseneröffnung oder das Anlegen eines Wehentropfs vorgenommen
worden sind, ohne eine Einwilligung gegeben zu haben. 33,6% schilderten physische Gewalt erfahren zu haben. 30% fühlten sich vernachlässigt, bei 18,9-29,9% der Teilnehmer*innen ist verbale Gewalt angewandt worden und 4,6% berichteten eine Verletzung
des Datenschutzes (Deutsches Ärzteblatt 2019).

Auch Limmer fielen Risikogruppen auf, die besonders gefährdet seien, gewaltsame Erfahrungen machen zu müssen. In dieser Umfrage handelt es sich ebenfalls häufig um
Erstgebärende, Personen mit einem niedrigen sozioökonomischen Status sowie Personen
mit Migrationshintergrund. Es ist jedoch auch zu nennen, dass die Personengruppen mit
einem niedrigen sozioökonomischen Status sowie Migrationshintergrund in der Erhe-
bung deutlich unterrepräsentiert waren. Ebenfalls häufiger über Gewalt berichteten
Frauen, die einen ungeplanten Kaiserschnitt bekamen oder ihr Kind, nicht wie geplant
außerklinisch, sondern doch in einer Geburtsklinik zur Welt brachten. In diesen Fällen ist
jedoch nicht auszuschließen, dass aufgrund unerfüllter Erwartungen, die gemachten Erfahrungen und Interventionen von den Gebärenden als gewaltsam gewertet wurden
(Deutsches Ärzteblatt 2019).

2.3.3 Gewalt gegenüber Kreißsaalpersonal

Wie bereits im Definitionsteil geklärt, erleben nicht nur Gebärende Gewalt durch das
Personal, sondern auch andersrum kann dies der Fall sein. Auch in diesem Bereich fehlt
es bisher an repräsentativen Ergebnissen. Jedoch geben zwei bereits veröffentlichte Studien einen groben Überblick über die Prävalenz von Gewalt gegenüber dem geburtshilflichen Personal.
Eine der Studien wurde in einer österreichischen Frauenklinik durchgeführt und insgesamt wurden 140 Mitarbeiter*innen befragt. Durch die geringe Fallzahl sind die Ergebnisse deutlich limitiert, geben aber, wie bereits beschrieben, einen ersten Überblick über
die momentane Situation. Über die Hälfte aller Mitarbeiter*innen (59,4%) gaben an, in
den letzten zwölf Monaten verbale oder körperliche Gewalt durch Patient*innen und deren Angehörige erlebt zu haben. Da jedoch die gesamte Frauenklinik befragt wurde und

nicht nur die geburtshilfliche Abteilung, hat dieses Ergebnis nur bedingt Aussagekraft auf das Erleben von Gewalt spezifisch bei geburtshilflichem Personal. Dennoch wurde herausgefunden, dass die Berufsgruppe der Hebamme mit 88,9% eine der am häufigsten betroffene Berufsgruppe darstellt (Kochschitz 2018).

Eine weitere diese Thematik betreffende Studie, kam zu ähnlichen Ergebnissen. Hierbei wurden in einer quanti- sowie qualitativen Datenerhebung insgesamt 173 Hebammen und Ärzt*innen zum Gewalterleben befragt. Die Datenerhebung fand in verschiedenen Berliner Kreißsälen statt. 86% gaben an, sich hierbei als Betroffene von verbaler Gewalt durch Patient*innen und/oder Angehörige zu sehen. Von physischer Gewalt beispielsweise in Form von körperlichen Übergriffen betroffen zu sein, gaben insgesamt 82 (47%) der Teilnehmer*innen an. Besonders prävalent war die von Patient*innen ausgehende Gewalt gegenüber dem Personal bei sehr jungen Mitarbeiter*innen und außerdem bei der Berufsgruppe der Hebamme. Diese galten somit als besondere Risikogruppe Gewalt erfahren zu müssen. Als gewaltbegünstigende Faktoren wurden in den Interviews Kommunikationsprobleme, hohe Erwartungshaltungen der Gebärenden sowie der Begleitpersonen, Sprachbarrieren und kulturelle Missverständnisse genannt. 70% der Mitarbeiter*innen fühlten sich außerdem nicht gut vorbereitet auf etwaige Gewaltsituationen (Böhle et al. 2021).

3 Gründe für Gewalt unter der Geburt

3.1 Medikalisierung und Ökonomisierung von Geburt

Zwei erhebliche Faktoren, die Gewalt unter der Geburt mittlerweile sehr begünstigen, sind die Medikalisierung sowie besonders die Ökonomisierung im Gesundheitswesen, die somit auch den klinischen Bereich der Geburt betreffen. Während Krankenhäuser früher als Orte galten, in denen Kranke gepflegt wurden und in denen die Fürsorgepflicht dominieren sollte, wird seit den letzten Jahrzehnten immer mehr Effizienz vom Gesundheitswesen gefordert und es wurden zahlreiche markt- und wettbewerbsorientierte Elemente eingeführt. Diese „Industrialisierung" des Gesundheitswesens schlägt sich auch im

Sprachgebrauch nieder und so sei immer häufiger die Rede vom „Krankenhausmarkt" oder der „healthcare industry" (Vera 2009).

Vera (2009: e11) beschreibt, dass ein maßgeblicher Schritt im Rahmen der erwähnten Reformen die Abkehr von retrospektiven Krankenhausvergütungssystemen, die Krankenhäuser auf der Basis der entstandenen Kosten vergüten, und die Hinwendung zu prospektiven Systemen auf der Grundlage von Diagnosis-Related Groups (DRGs) sei. Diese DRGs sind ein Vergütungssystem, das in den 70er Jahren entwickelt worden ist und das seit 2003 in ganz Deutschland eingeführt wurde. Hierbei werden also Krankenhäuser nicht mehr retrospektiv, also nachdem die Kosten durch Behandlungen entstanden sind bezahlt, sondern erhalten prospektiv, per Klassifikation in eine bestimmte Diagnosis-Related Group, einen festgelegten Pauschalbetrag (Vera 2009). So seien DRGs als eine statistische Klassifikation von Patient*innen auf der Grundlage von einem homogenen Ressourcenverbrauch und medizinischer Kohärenz zu betrachten (Vera 2009: e12) zu verstehen. Durch sie wird aus der eigentlich einzigartigen Ärzt*innen-Patient*innen-Interaktion eine standardisierte Krankenhausleistung. Somit werden auch alle Patient*innen zu Konsument*innen der Krankenhausleistungen, die dadurch zu „Produkten" werden. Durch die Einführung des DRG-Fallpauschalensystems sind somit gängige Konzepte aus der Volkswirtschaftslehre, wie Wettbewerb und Markt, auf das Gesundheitswesen übertragen worden. Unter diesen momentan vorherrschenden Bedingungen sind Krankenhäuser also auch als auf dem Wettbewerbsmarkt agierende Betriebe anzusehen, die möglichst nur DRGs anbieten, die sie gewinnbringend durchführen können (Vera 2009).

Dieses Phänomen schlägt sich auch auf die heutige Geburtshilfe nieder (Schwarz et al. 2004). Denn „durch das geltende Abrechnungssystem werden Interventionen gefördert: Kaiserschnitte werden finanziell belohnt, während invasionsarme ebenso wie ambulante Geburten ökonomisch völlig unattraktiv sind" (Schwarz et al. 2004: 3).

Dass interventionsarme Geburten eher einen finanziellen Verlust für die Klinik darstellen, führt dazu, dass Geburten immer medizinisch-klinischer werden, um möglichst effizient zu arbeiten und außerdem den größten ökonomischen Nutzen zu erhalten. Beispielhaft hierfür ist, dass in 94% aller Geburten Interventionen vorgenommen werden und es somit lediglich 6% interventionsfreie Geburten gibt (Schwarz et al. 2004; Mundlos 2017). Des

Weiteren, so Mundlos (2017: 315), versuchten Kliniken durch das künstliche Beschleunigen von Geburten eine bestmögliche bzw. lohnende Auslastung der Räumlichkeiten und des Personals zu erreichen. Vergleicht man außerklinische sowie klinische Qualitätsberichte miteinander, so ist offensichtlich zu erkennen, dass im klinischen Setting Geburten beschleunigt werden. Im Jahr 2014 dauerten 29,6% der vaginalen Geburten, die nicht im Krankenhaus stattgefunden haben im Durchschnitt circa 12 Stunden oder länger. Im klinischen Setting hat der Anteil von Geburten mit einer vergleichbaren Länge nur 9% betragen (Mundlos 2017). Grund für diesen Unterschied ist die medikamentöse Einleitung und Beschleunigung der Wehen, die in 40% aller Fälle in der klinischen Geburtshilfe vorgenommen wird. Auch die Dammschnittraten bei klinischen sowie außerklinischen Geburten zeigten einen deutlichen Unterschied auf. In der Klinik wird in 24% der Fälle ein Dammschnitt vorgenommen, während der Anteil dieser Intervention im Geburtshaus oder bei Hausgeburten bei weniger als fünf Prozent liegt (Mundlos 2017).

Besonders die zunehmende Kaiserschnittrate ist auch auf die Ökonomisierung und Industrialisierung von Geburt zurückzuführen. Denn vor allem primäre Kaiserschnitte machen Geburt immer planbarer. Seit den ansteigenden Kaiserschnittraten werden auch immer weniger Kinder an Wochenenden geboren als von Montag bis Freitag. Der Wochentag mit den höchsten Geburtenzahlen ist seither außerdem Freitag. Auch dieser Fakt ist durch die Ökonomisierung begründet, denn durch höhere Personalkosten an Wochenenden, ist es für die Kliniken ökonomisch sinnvoller, Geburten nach Möglichkeit vor Beginn des Wochenendes zu beenden (Mundlos 2017).
Die steigende Medikalisierung sowie Ökonomisierung von Geburt kann also als mögliche Ursache bei der Entstehung von Gewalt unter Geburt angesehen werden (Eichholz 2019). Denn das zu frühe Anwenden von Maßnahmen, ein Eingriff ohne medizinische Indikation oder eine unzureichende Aufklärung vor Eingriffen müsse bereits als gewaltsamer Übergriff verstanden werden, so Mundlos (2017: 316).
Um den marktwirtschaftlichen Prinzipien von Effizienz und Effektivität im Bereich der klinischen Geburtshilfe noch weiter zu entsprechen, wird versucht die Kostendämpfung in den Krankenhäusern auch durch das Einsparen von Personalkosten zu erreichen. Im Jahr 2011 machten die Personalkosten in Krankenhäusern circa 60% der Gesamtkosten aus (Knape et al. 2013). Wird nun das Personal eingespart, um die allgemeinen Kosten in

den Kliniken zu senken, führt dies zu einer Arbeitsverdichtung. Die Zeit, die für die Versorgung und Pflege der Patient*innen bleibt, nimmt folglich ab und bringt eine Qualitätsminderung auch in der geburtshilflichen Arbeit mit sich (Knape et al. 2013). Außerdem führt eine Arbeitsverdichtung auch zu einer höheren Arbeitsbelastung und vermehrten Stressentwicklung bei geburtshilflichem Personal, wodurch wiederum die Entstehung von Gewalt unter der Geburt begünstigt wird (Bohren et al. 2015).

3.2 Hebammenmangel und Kreißsaalschließungen

Ein weiterer Grund, der Gewalt unter der Geburt sehr begünstigt, ist der aktuell vorherrschende Hebammenmangel und die dadurch bedingte Schließung vieler Kreißsäle und Geburtskliniken (Schwarz et al. 2004).

In der Zeit von 2008 bis 2018 ist die Zahl der Entbindungen in deutschen Krankenhäusern um 14% angestiegen. In derselben Zeit hingegen hat die Anzahl der Krankenhäuser mit Geburtsstation jedoch abgenommen. Während im Jahr 2008 noch 842 Krankenhäuser eine Geburtsstation hatten, konnten 10 Jahre später nur noch in 655 Kliniken Geburten stattfinden. Es ist also ein Rückgang von 22% bei den Kliniken mit Geburtsstation zu verzeichnen. Parallel zum Anstieg der Geburtenrate um 14% und dem Rückgang der Geburtskliniken um 22% stieg die Zahl der Hebammen und Entbindungspfleger*innen nur um 7% im selben Zeitraum. Hier ist jedoch hinzuzufügen, dass die Zahl der festangestellten Hebammen um 16% angestiegen ist, die Zahl der Beleghebammen jedoch um 31% zurückging. Es ist also, eine im Vergleich zur Anzahl an Hebammen, überproportional steigende Geburtenzahl in Deutschland zu verzeichnen (Blum et al. 2021).

Dieses Problem zeigt sich auch darin, dass Krankenhäuser große Schwierigkeiten haben, die ausgeschriebenen Hebammenstellen zu besetzen. Bei der jährlich durchgeführten Repräsentativbefragung des Deutschen Krankenhausinstituts in 2020 wurde ermittelt, inwiefern es für die deutschen Kliniken problematisch sei, offene Hebammenstellen wieder zu besetzen. Gemessen wurde dieser Fachkräftemangel also daran, wie schnell offene Stellen wieder besetzt werden konnten oder, mangels geeigneter Bewerber*innen, unbesetzt blieben. Die Befragung im Jahr 2020 ergab, dass fast 50% aller Kliniken mit geburtshilflicher Abteilung Probleme hatten, offene Stellen wieder zu besetzen.

Vergleicht man diese Zahl mit dem Ergebnis aus dem Jahr 2014, so hat sich das Problem mehr als verdoppelt. Im Durchschnitt können rund zwei Vollkraftstellen pro Klinik nicht neu besetzt werden. Bei der Suche nach Beleghebammen zeigt sich das Problem sogar noch deutlicher. Hier fehlt es in fast allen Einrichtungen im Mittel an 2,2 Beleghebammen je Abteilung (Blum et al. 2021).

Darüber hinaus ist auch ein deutlicher Gradient bei den Stellenbesetzungsproblemen im Zusammenhang mit der Größe der Klinik zu verzeichnen. Krankenhäuser mit einer hohen Bettenanzahl von über 600 Betten haben 60% häufiger Probleme damit offene Stellen neu zu besetzen. Bei Kliniken von mittlerer Größe ist dies bei 46% der Fall und bei kleineren Krankenhäusern mit einer Bettenanzahl von unter 300 zeichnet sich dieses Problem nur bei 39% ab. Ein weiterer erkennbarer Faktor ist auch die Lage des Krankenhauses. In ländlichen Regionen fällt der Hebammenmangel tendenziell geringer aus, als in städtischen und großstädtischen Regionen. Begründet ist dies in den relativ hohen Lebenshaltungskosten in den urbaneren Regionen und der finanziell geringen Entlohnung von Pflegeberufen (Blum et al. 2021).

Auch die Deutsche Gesellschaft für Gynäkologie und Geburtshilfe (DGGG) sowie der Berufsverband der Frauenärzte (BVF) beklagen den strukturellen Hebammenmangel und sehen „eine reguläre Betreuung unter der Geburt nicht mehr gewährleistet" (König 2020: 90). Häufig müssten Hebammen in Kliniken anstatt der gewünschten Eins-zu-eins Betreuung, bei der eine Hebamme nur eine Gebärende betreut, drei Frauen gleichzeitig betreuen (Hartmann 2019: 48). Grund für diese dünne Personaldecke sind die schwache Finanzierung der vaginalen Geburt und die große Arbeitsbelastung als Hebamme. Die allgemein sehr hohe Arbeitsbelastung wurde auch durch eine Studie der Bochumer Hochschule für Gesundheit unter 1900 Hebammen belegt. Die Ergebnisse zeigen, dass die befragten Hebammen mindestens einmal pro Woche außerplanmäßig einspringen müssen, da es an Kolleg*innen mangelt. Hinzu kommen auch noch sehr viele Überstunden (König 2020).

Die DGGG befürchtet außerdem, dass dieser schon jetzt bestehende Hebammenmangel, in den nächsten Jahren noch weiter zunehmen wird. Grund hierfür ist die Vollakademisierung des Berufs, die seit dem 01. Januar 2020 durch das Hebammenreformgesetz in Kraft getreten ist. Hierbei soll nach einer Übergangszeit bis 2027 der Beruf nur noch durch ein abgeschlossenes duales Studium ausgeübt werden können. Die bisherige Ausbildung zur Hebamme fällt damit dann komplett weg (König 2020). DGGG-Präsident Anton Scharl erklärt, dass die neu entstehenden Studienplätze die wegfallenden Ausbildungsplätze selbst bei einer Verdreifachung der Anzahl nicht kompensieren können und dies auch organisatorisch nicht möglich sei (König 2020: 91). Zwar würde diese Akademisierung die Zusammenarbeit zwischen Ärzt*innen und Hebammen auf ein neues Level heben und sei demnach positiv zu bewerten, jedoch stelle er die Hochschulen stark unter Druck und könne, durch vorerst fehlende Studienplätze, den Hebammenmangel weiter befeuern (König 2020: 91f.).

Dieser sich abzeichnende strukturelle Hebammenmangel, schlägt sich auch auf die Qualität der Geburtshilfe nieder und wird von den Gebärenden wahrgenommen. Diesbezüglich wurde eine Studie an Berliner Kliniken durchgeführt. Es wurden 567 Gebärende dazu befragt, wie sie die Betreuung durch die Hebammen im Kreißsaal wahrgenommen haben. 55% der Teilnehmer*innen gaben an, dass die Hebamme weniger als die Hälfte der Zeit tatsächlich anwesend war. Insgesamt empfanden 41% aller Befragten die Betreuung durch das geburtshilfliche Personal als zu gering (Hartmann 2019). Auch Mundlos (2015: 53) beschreibt das Problem, dass es in deutschen Kreißsälen zu viel Arbeit für zu wenig Personal gäbe. Oftmals entstehe durch die hohe Arbeitsbelastung so viel Druck, dass auch das Arbeitsklima unter den Angestellten immer schlechter würde. Dieser Druck würde dann meist hierarchisch von oben nach unten weitergegeben, wobei dann die Gebärenden die Leidtragenden seien (Mundlos 2015: 53). Ist ein Personalmangel erkennbar, so gibt es nicht genug Raum, offene Fragen zu beantworten oder genügend Zeit, um Gespräche zu führen. Auch eine umfangreiche Aufklärung über etwaige Maßnahmen oder das Aufzeigen von Optionen für das weitere Vorgehen fallen dann weg (Schwarz et al. 2004). Ganz besonders in einem solchen Setting, in dem zu wenig Personal für die aufkommende Arbeit eingesetzt würde, ereigne sich vermehrt Gewalt unter der Geburt, so Mundlos (2015: 52).

Oftmals fehlt es den eingesetzten Hebammen und Ärzt*innen, die bei den Geburten anwesend sind, auch an Erfahrung (Schwarz et al. 2004). Die mangelnde Erfahrung begründe sich, laut Romy Koch, Leiterin der Hebammenschule in Karlsruhe, vor allem darin, dass durch die hohe Arbeitsbelastung viele Hebammen den Beruf im Durchschnitt lediglich für fünf Jahre ausüben und sich danach umorientierten (König 2020: 90). Die so entstehende hohe Fluktuation führt außerdem dazu, dass das Erfahrungswissen über den Vorgang der physiologischen Geburt mehr und mehr verloren geht und bei Geburten vermehrt Hebammen und Ärzt*innen anwesend sind, die sich noch in der Ausbildung befinden (Schwarz et al. 2004; Eichholz 2019). Durch die fehlende Erfahrung der Mitarbeiter*innen kommt es außerdem häufiger zum frühzeitigeren und vermehrten Einsatz von Interventionen, die wiederum weitere Interventionen nötig machen und so Interventionskaskaden entstehen lassen. Da jede Intervention potentiell gewaltsam durchgeführt oder als gewaltsam wahrgenommen werden kann, ist der Hebammenmangel also ein weiterer Grund für gewaltsame Erfahrungen unter der Geburt (Schwarz et al. 2004; Mundlos 2017).

4 Auswirkungen und Folgen von Gewalt unter der Geburt

4.1 Folgen für Gebärende

Gebärende, die unter der Geburt Gewalt erfahren haben, erleiden weitreichende Folgen und Auswirkungen. Diese Folgen treten z.B. auf der emotionalen Ebene auf und äußern sich in Form von Gefühlen der Fremdbestimmung, Zwang und Bevormundung, Erniedrigung oder sogar das Gefühl vergewaltigt worden zu sein (Eichholz 2019). Weiterhin treten neben diesen psychischen Folgen auch physische und soziale Folgen auf. Teilweise sind die Opfer so traumatisiert, dass sie sich aufgrund der Gewalterfahrungen dagegen entschieden ein weiteres Kind zu bekommen und ihre Familienplanung somit abschließen (Mundlos 2015).

Laut Söderquist et al. (2002: 32) würden Gebärende, die unter der Geburt Angst empfinden oder eine unzureichende Versorgung durch geburtshilfliches Personal erfahren, die Schmerzen der Wehen und der Geburt an sich verstärkt wahrnehmen. Hinzu kommt, dass sich Angst negativ auf den Geburtsverlauf auswirkt und die Geburt somit oftmals länger dauert. So entsteht Stress bei den Gebärenden, der dazu führen kann, dass die Geburt als traumatisch wahrgenommen wird (Söderquist et al. 2002).

Eine besonders schwerwiegende Folge dieser Form der Gewalterfahrung ist das Auftreten einer Postpartalen Depression (PPD). Zu diesem Krankheitsbild gehören Flashbacks, zwanghaft und unkontrollierbar wiederkehrende Gedanken sowie Alpträume. Eine PPD tritt zwar auch bei Müttern auf, die keine Gewalt unter der Geburt erleben mussten, jedoch ist sie deutlich prävalenter bei Personen, die Gewalt erfahren haben (Weidner et al. 2018). Es ist außerdem auffällig, dass Frauen, die ihr Kind in einem Geburtshaus zur Welt bringen, deutlich seltener an einer PPD erkranken. Als Auslöser für eine PPD gilt das Gefühl von Hilflosigkeit und Ohnmacht, Unzufriedenheit mit der Geburtsbegleitung und ein Mangel an Zuwendung (Mundlos 2015; Weidner et al. 2018). Generell lässt sich sagen, dass je mehr Stress unter der Geburt auftritt, desto höher ist das Risiko, die Geburt als traumatisierend wahrzunehmen (Söderquist et al. 2002). Dabei sind nicht die Interventionen an sich das Problem oder der Auslöser für eine PPD, sondern das subjektive Empfinden der Frauen während der Geburt. Das heißt, dass z.B. ein Kaiserschnitt, der nach medizinischer Indikation erfolgt und über den die Gebärende ausreichend aufgeklärt worden ist, ein geringeres Risiko ausweist zu einer PPD zu führen, als ein Kaiserschnitt, der ohne Indikation erfolgt und bei dem das Recht auf Aufklärung und auf körperliche Unversehrtheit missachtet werden (Mundlos 2015).

Zu einem ähnlichen Ergebnis kommt auch eine in Schweden durchgeführte Studie, an der 2083 Personen teilnahmen. Hierbei wurde untersucht, inwiefern das Risiko eine Posttraumatische Belastungsstörung (PTBS) nach einer Geburt zu entwickeln, mit der Geburtsform zusammenhängt. Ergeben hat sich, dass das Risiko eine PTBS nach einem Notkaiserschnitt zu entwickeln, sich im Gegensatz zu einer normalen vaginalen Geburt um den Faktor 6,3 erhöht. Bei der Gegenüberstellung einer instrumentellen vaginalen Geburt, die beispielsweise mit der Hilfe einer Saugglocke durchgeführt wird und einer normalen vaginalen Geburt, war der Risikofaktor einer PTBS um das 4,8-fache erhöht. Generell sind die meisten Teilnehmer*innen, die an einer PTBS erkrankten den Gruppen des Notkaiserschnitts und der instrumentellen vaginalen Geburt zuzuordnen. Auffällig ist jedoch gewesen, dass ein sogenannter Wunschkaiserschnitt oder auch primäre Sectio kein signifikanter Grund für die Entstehung einer PTBS war (Söderquist et al 2002). Auch hier fällt also auf, dass nicht die Intervention an sich die Traumatisierung hervorruft, sondern das Setting und das Empfinden der Gebärenden in der jeweiligen Situation.

Laut Ayers et al. (2006: 397) seien besonders auch Personen gefährdet, durch gewaltsame Geburtserfahrungen traumatisiert zu werden, die bereits traumatische Erfahrungen in der Vergangenheit erlitten hätten. Da oftmals Frauen Opfer von sexualisierter Gewalt werden, sollte besonders in der Geburtshilfe vorsichtig mit Patient*innen umgegangen werden, da bereits Schmerzen an bestimmten Körperstellen retraumatisierend sein können (Ayers et al. 2006; Franke 2007). Sollte die Gebärende durch die während der Geburt gemachten Erfahrungen tatsächlich an einer PTBS erkranken, kann diese für eine Dauer von bis zu 18 Jahren anhalten und sich auf verschiedenste Bereiche des Lebens der Frau auswirken (Eichholz 2019).

Typische Folgen sind beispielsweise:

- Gestörte Selbstwahrnehmung
- Ungeduld
- Wut, Angst, Depression
- Beeinträchtigung von sozialen Beziehungen
- Probleme beim Stillen
- Gestörtes Bonding mit dem Kind
- Angst vor weiterer Schwangerschaft
- Gestörte Fremdwahrnehmung

(Ayers et al. 2006)

Eine weitere Folge, die auftreten kann, ist die gestörte Mutter-Kind-Beziehung, bei der die Mutter aufgrund der Traumatisierung nicht in der Lage ist, sensibel auf ihr Kind einzugehen (Leinweber et al. 2021). Im schlimmsten Falle kommt es sogar dazu, dass die Mutter die Ursache des Traumas auf das Neugeborene projiziert und es infolgedessen komplett vermeidet (Weidner et al. 2018). Diese fehlende Bindung kann dann wiederum psychosoziale Störungen bei dem Neugeborenen hervorrufen (Leinweber et al. 2021). Außerdem ist oftmals nicht nur die Mutter-Kind-Beziehung gestört, sondern auch die Beziehung zum Partner ist im Nachhinein durch die gemachten Erfahrungen betroffen. Auffällig sind hier vor allem fehlende Intimität und negative Auswirkungen auf das gemeinsame Sexleben, geminderte Kommunikation oder das Gefühl vom Partner alleingelassen zu werden (Ayers et al 2006).

Neben diesen psychischen und sozialen Folgen, erleiden viele Gebärende durch physische Gewalt jedoch auch körperliche Folgen und Verletzungen wie:

- Hämatome am Oberbauch oder Rippenbogen (häufige Folge des Kristeller-Handgriffs)
- Wunden am Damm
- Dammrisse 3. oder 4. Grades (durch unphysiologische Gebärpositionen oder den Kristeller-Handgriff)
- Nahtprobleme nach Kaiser- oder Dammschnitt
- Übermäßige Blutungen (durch gewaltsames Lösen der Plazenta oder nach Einleitung)
- Verletzungen am Muttermund (durch manuelles Weiten)

(Mundlos 2017).

Zusammengefasst kann Gewalt unter der Geburt also verschiedenste psychische, physische und soziale Folgen und Auswirkungen auf die Gebärenden haben. Es kann zu kurzfristigen Folgen, wie Trauer und Wut über das Erlebte kommen aber auch schwerwiegendere Folgen, wie physische Verletzungen und Wunden oder psychische Schäden können entstehen. Besonders die Entstehung einer PTBS oder PPD sind Folgen, die gravierende Auswirkungen auf das Leben der Gebärenden haben können. Zu nennen sind hier besonders eine gestörte Mutter-Kind-Bindung sowie negative Auswirkungen auf die Beziehung zum Partner oder der Partnerin.

4.2 Folgen für das Kind

Auch das Kind kann durch Gewalterfahrungen unter der Geburt indirekt und direkt betroffen sein. Ähnlich wie bei den Gebärenden reichen die Folgen von physischen Verletzungen bis hin zu Störungen in der psychosozialen Entwicklung des Kindes (Leinweber et al. 2021). Eichholz (2019: 8) beschreibt, dass traumatisierende Erfahrungen unter der Geburt eine Mitgift für das Kind sind, die lebenslang negative Folgen haben können.

Allein schon das Vorschreiben der Gebärposition kann dazu führen, dass das Kind sich durch die fehlende Bewegung im Becken verkeilt und so den Einsatz von Wehenmitteln, Geburtsinstrumenten wie z.B. Saugglocke oder Geburtszange oder einem Kaiserschnitt notwendig machen (Eichholz 2019). In Kliniken ist die mit 86% häufigste Gebärposition die Rückenlage, bei der das Kind circa 30% weniger Platz im Geburtskanal hat und die Geburt sich somit oftmals stark verlängert. Eine erhöhte Geburtsdauer zieht oft ein, durch die Hebammen und Ärzt*innen forciertes Pressen mit sich, das wiederum zu einer Sauerstoffunterversorgung beim Kind führen kann und sich somit negativ auf die Herztöne auswirkt. Auch in diesem Fall kommt es dann öfter zum Einsatz von Geburtszange und Saugglocke (Mundlos 2017). Diese instrumentelle Form der Geburt kann beim Kind zu einer Halswirbelsäulenblockade, einer starken Neugeborenengelbsucht durch Hämatome, einer Lähmung von Gesichtsnerven oder dem erhöhten Risiko einer Hirnblutung führen.

Auch die Gabe von Medikamenten wie synthetischem Oxytocin, um die Wehentätigkeit anzuregen, kann beim Kind die Entwicklung von einer psychosozialen Bindungsstörung auslösen oder sogar eine Aufmerksamkeits-Defizit-Hyperaktivitäts-Störung (ADHS) mit sich bringen. Das Legen einer PDA kann außerdem neurologische Störungen beim Kind hervorrufen und z.B. nach der Geburt den Saugreflex beeinträchtigen (Eichholz 2019).

Bereits der auf dem geburtshilflichem Personal lastende forensische Druck, alles durch akribische Dokumentation belegen zu können, hat Auswirkungen auf die ungeborenen Kinder (Schwenzer 2018). Durch diesen forensischen Druck gepaart mit dem Personalmangel kommt es häufig zur Überwachung der Gebärenden per Dauer-CTG. Diese Dauerüberwachung steigert das Risiko für einen sekundären Kaiserschnitt, da so als normal geltende aber abweichende Herzfrequenzmuster auffallen, die ohne Dauer-CTG nicht aufgefallen wären. Somit steigert eine Dauerüberwachung also auch das Verletzungsrisiko des Kindes durch das erhöhte Risiko per Kaiserschnitt entbunden zu werden. Kinder, die per Kaiserschnitt zur Welt kommen, haben außerdem ein erhöhtes Risiko Asthma oder einen Diabetes Typ 1 zu entwickeln (Eichholz 2019).

Zu weiteren physischen Folgen bei den Kindern zählen:

- Wunden und Verletzungen
- KISS-Syndrom
- Plexus-Parese
- Clavicula-Fraktur
- Schädigung des Zentralen Nervensystems durch den Kristeller Handgriff

Als psychosomatische Folgen, die bei Kindern auftreten können, gelten:

- Schreckhaftigkeit
- Unstillbares Weinen („Schreikind")
- Stressbedingte Koliken
- Stillprobleme
- Gedeihstörungen
- Extremes Bedürfnis von Nähe

(Franke 2007; Mundlos 2015)

Direkte wie auch indirekte Gewalterfahrungen unter der Geburt betreffen Kinder also ebenso wie die Gebärende und können schwerwiegende Folgen für die Gesundheit des Kindes haben. Auch hier reichen die Folgen von kurzfristigen Hämatomen bis hin zum erhöhten Risiko lebenslange Krankheiten wie Asthma oder ADHS zu entwickeln.

4.3 Folgen für Väter/Partner*innen

Neben den Gebärenden und den Kindern kann Gewalt unter der Geburt auch Folgen für den Vater oder Partner*in haben. Auch wenn diese Personengruppe die Gewalt nicht am eigenen Körper erfahren muss, kann es dennoch schwer sein mit den gemachten Erfahrungen umzugehen. Allein schon der Fakt der großen Differenz zwischen dem Erwarteten und dem was tatsächlich passiert ist, kann ein Gefühl der Ohnmacht und Hilflosigkeit bei Partner*innen auslösen (Sahib 2016). Besonders die Gewalt anblicken zu müssen, die unter der Geburt der Gebärenden und somit indirekt oder direkt auch dem eigenen Kind angetan wird, kann besonders belasten sein (Ayers et al. 2006). Mundlos (2015: 175) beschreibt außerdem, dass Partner*innen nach einer gewaltsamen Geburtserfahrung oftmals das Gefühl hätten, die Gebärende nicht beschützt zu haben oder die Gewalt zu verhindern. Sie empfänden teilweise sogar ein Gefühl der Mittäterschaft, da sie beispielsweise vom geburtshilflichen Personal oder Ärzt*innen dazu gedrängt wurden, die Gebärende zu einer Intervention zu überreden oder gar an den Beinen oder Armen festzuhalten (Mundlos 2015: 175). Auch der Anblick eines gewaltsamen Kristeller-Handgriffes bürge, laut Eichholz (2019: 44), ein hohes Traumatisierungspotential für den Vater oder Partner*in. Hier läge die Traumatisierung oftmals ebenfalls darin begründet, dass der/die

Partner*in die Gewalt mit ansehen müsse und das Gefühl habe, die Gebärende nicht davor beschützen zu können (Eichholz 2019: 44).

In einer quantitativen Studie von Ayers et al. (2006) wurde bei der Befragung der Eltern außerdem herausgefunden, dass auch fünf Prozent der Väter/Partner*innen bis zu neun Wochen nach Entbindung Symptome einer starken PTBS aufweisen. Besonders bei den Vätern/Partner*innen ist es oftmals so, dass im Falle einer entstandenen PTBS kaum darüber gesprochen wird und seltener professionelle Hilfe wie eine Therapie in Anspruch genommen wird (Mundlos 2017). Bereits ein offenes Gespräch über die Gefühle und Ängste mit der Partner*in stellt oft schon eine Hürde dar. Aus diesem Grund ziehen sich Väter/Partner*innen, die eine PTBS durch gewaltsame Erfahrungen erlitten haben, auch immer mehr zurück. Dieses Verhalten wiederum wirkt sich negativ auf die Paarbeziehung aus (Mundlos 2015; Sahib 2016).

4.4 Folgen für geburtshilfliches Personal

Nicht nur die Gebärenden und deren Familien leiden unter den gewaltsamen Erfahrungen, auch das geburtshilfliche Personal kann Folgen und Auswirkungen von solchen erlebten Situationen davontragen. Die strukturelle Gewalt durch die Ökonomisierung und den Personalmangel führt dazu, dass Geburtshelfer*innen ständig zwischen den simultan ablaufenden Geburten wechseln müssen und sich somit immer wieder in unterschiedliche Situationen einfühlen müssen. Besonders der enge zeitliche Rahmen, durch die hohe Arbeitsbelastung, steht im Konflikt mit der eigentlichen Motivation der Geburtshelfer*innen, den Frauen eine selbstbestimmte Geburt zu ermöglichen und so müssen sie häufig entgegen ihrer beruflichen Prinzipien und Leitlinien handeln (Ameli et al. 2020).

Mundlos (2017: 314) beschreibt, dass Gewalt unter der Geburt sogar ähnliche Folgen auf das Personal, wie auf die Gebärenden, haben könne und nennt hier vor allem die psychischen Folgen. Zu einem ähnlichen Ergebnis kommt es auch bei Lembke (2020). Hier wurde bei der Berufsgruppe der Hebamme eine starke emotionale Belastung und das erhöhte Risiko eine (sekundäre) Traumatisierung zu erleiden, festgestellt. Als Sekundärtraumatisierung wird eine meist längerfristige Beeinträchtigung der psychischen Gesundheit von Personen bezeichnet, die indirekt, das bedeutet beispielsweise durch reines Beobachten oder bei Gesprächen, mit einem Traumaerlebnis konfrontiert werden können

(Lembke 2020). Eine klare Abgrenzung zu einer Primärtraumatisierung, bei der die Traumatisierung durch direktes Erleben des traumatischen Ereignisses ausgelöst wird, ist nicht immer möglich. Für Hebammen gibt es jedoch Hinweise, dass ein erhöhtes Risiko für die Entstehung einer Sekundärtraumatisierung besteht. Auch für allgemeine Pflegeberufe wurde bereits erforscht, dass eine höhere Empathiefähigkeit mit einem erhöhten Erkrankungsrisiko für eine sekundär Traumatisierung einhergeht (Leinweber 2013). Die Stressforschung bei Hebammen hat außerdem ergeben, dass die dauerhafte Belastung unter anderem die Entstehung eines Burn-Out-Syndroms bedingen kann. Eine weitere Folge ist ein aus Selbstschutz bedingter emotionaler Rückzug in der Beziehung den Patient*innen gegenüber (Deutscher Hebammenverband e.V. 2012; Leinweber 2013). Besonders aber die Fähigkeit, eine emotionale Beziehung zu der Gebärenden aufzubauen und diese empathisch zu begleiten, ist eine Kernkompetenz für eine gelingende Hebammenarbeit. Vor allem auch durch das empathische Einfühlungsvermögen von Hebammen wird die Gefahr für die Gebärende, die Geburt als traumatisch zu erleben, gesenkt (Leinweber 2013). Die fehlende empathische Beziehung zu der Gebärenden oder eine distanzierte Arbeitsweise können also auch als Gesundheitsrisiko für die Patient*innen gewertet werden (Kruse 2018). Gewalt am Arbeitsplatz, bei der die Gewalt von den Gebärenden oder deren Begleitpersonen ausgeht und gegen das geburtshilfliche Personal gerichtet ist, zieht ähnliche Konsequenzen nach sich. Die Folgen und Auswirkungen hiervon sind z.B. Angst, Ärger, Scham, Stress, Burn-Out-Syndrom oder eine PTBS (Mundlos 2017; Kochschitz 2018). Eine weitere Folge, die durch die strukturelle Gewalt und die damit einhergehende hohe Arbeitsbelastung entsteht, ist die Erwägung oder das tatsächliche Niederlegen des Berufs (König 2020).

4.5 Roses Revolution Day

Die aktivistische Aktion gegen Gewalt unter der Geburt, der sogenannte „Roses Revolution Day", stellt ebenfalls eine Folge von Gewalt unter der Geburt dar. Die Idee für diese Aktion hatte die Geburtsaktivistin Jesusa Ricoy im Jahr 2011. Am 04. November 2013 war die Idee zum Roses Revolution Day dann auch Inhalt der 3. Human Rights in Childbirth Konferenz in Belgien und wurde dadurch auch in Ländern wie Frankreich, Italien, Spanien, Großbritannien, Tschechien, Mexiko und Kolumbien publik. Seither findet der

Roses Revolution Day jährlich am 25. November statt und gewinnt weltweit an immer mehr Bedeutung und Resonanz (Grieschat 2022). Ziel der Aktion ist es, auf Gewalt in der Geburtshilfe aufmerksam zu machen und für eine gerechte und selbstbestimmte Geburt einzustehen. Infolgedessen werden von Personen, die am eigenen Körper Gewalt unter der Geburt erlebten oder Zeug*in davon wurden, rosafarbene Rosen vor der Klinik oder dem Kreißsaal abgelegt, in dem die Gewalterfahrungen stattgefunden haben. Es sind also nicht nur die Gebärenden angesprochen ein solches Zeichen zu setzen, sondern auch Väter und Partner*innen sowie das geburtshilfliche Personal und Ärzt*innen. Neben den Rosen werden auch oftmals anonyme Geburtsberichte vor die Kliniken gelegt und teilweise werden auch Fotos davon im Internet veröffentlicht (Traum(a) Geburt e.V. 2020). Seit dem ersten Roses Revolution Day in Deutschland im Jahr 2013 erhält die Aktion auch hierzulande Jahr für Jahr mehr Aufmerksamkeit. So wurden im Jahr 2016 vor 22% aller deutschen geburtshilflichem Einrichtungen Rosen niedergelegt. Zwei Jahre später war dies schon bei über 25% der Einrichtungen und Kliniken der Fall (Grieschat 2022).

5 Prävention

Um Gewalt unter der Geburt und die dadurch bedingten Folgen zu verhindern, sind im derzeitigen Gesundheitswesen personale und strukturelle Transformationen erforderlich (Ameli et al. 2020). Als erste Präventionsmaßnahme für die Entstehung von geburtshilflicher Gewalt, ist vor allem die Erkenntnis zu nennen, dass sie überhaupt existiert (Mundlos 2017). Besonders aber das Ende der Ökonomisierung in der Geburtshilfe sowie eine vollständige Eins-zu-eins-Betreuung während jeder Geburt, ob außerklinisch oder im klinischen Setting, werden als effektive Präventionsmaßnahmen angesehen (Eichholz 2019; Mundlos 2017). Das derzeitig angewandte DRG-Fallpauschalensystem ist für die Geburtshilfe ungeeignet, da es sich bei Geburt meist um einen eigentlich gesunden Vorgang handelt. Dieser Fakt wird aber durch die DRGs unzureichend abgebildet, denn grob vereinfacht, gibt es nur für die Diagnose eines pathologischen Befundes und dessen Behandlung durch Interventionen und Maßnahmen eine finanzielle Entlohnung (Schwarz et al. 2004; Eichholz 2019). Laut Mundlos (2017: 317) stünden die, durch das Abrechnungssystem gesetzten finanziellen Anreize von medizinischen Interventionen, im Gegensatz zu den moralischen und ethischen Zielen der Geburtshilfe. Es ist außerdem anzumerken, dass Kosten die unter der Geburt aus ökonomischen Gründen eingespart werden, im Nachhinein beispielsweise durch therapeutische Behandlungen einer Traumatisierung dennoch anfallen können (Knape et al. 2013).

Neben dem Ende der Ökonomisierung muss auch dem existierenden Hebammenmangel entgegengewirkt werden, um eine gewaltfreie Geburtshilfe zu erreichen. Hierzu wird eine deutliche Erhöhung der Ausbildungskapazität, attraktivere Arbeitsbedingungen für außerklinisch sowie klinisch tätiges Personal und eine verbesserte Kapazitätssteuerung in der Hebammen- und Geburtshilfe benötigt (Blum et al. 2021). Auch der Deutsche Hebammenverband sieht eine Teillösung des Problems von Gewalt unter der Geburt in der Erhöhung der Hebammenkapazität und der Eins-zu-eins-Betreuung unter der Geburt (Deutscher Hebammenverband e.V. 2012). Laut einer Studie von Hodnett et al. (2002), bei der die Relevanz von kontinuierlicher Unterstützung der Gebärenden durch geburtshilfliches Personal untersucht worden ist, führt eine kontinuierliche Eins-zu-eins-Betreuung zur allgemeinen Senkung der Interventionsraten sowie einem positiven Erleben der Geburt. Im Einzelnen kann die Eins-zu-eins-Betreuung eine kürzere Dauer der Geburt, mehr Spontangeburten, eine geringere Kaiserschnittrate sowie den geringeren Einsatz von Analgesien und Anästhesien bewirken (Hodnett et al. 2002). Diese positiven Effekte sind vor allem darin begründet, dass die psychosoziale Betreuung von Gebärenden ein zentrales Element der Geburtshilfe ist, durch die die physiologischen Prozesse auf natürliche Weise gefördert werden können (Knape et al. 2013).

Neben der genannten Behebung des Hebammenmangels sowie der Implementierung einer Eins-zu-eins-Betreuung, fordert der Deutsche Hebammenverband (2012) weitere Veränderungen, um das Ziel der gewaltfreien, interventionsarmen, sensiblen sowie frauenzentrierten Geburtshilfe zu erreichen. Hierzu zählt die freie Wahl des Geburtsortes, die durch ein flächendeckendes Angebot von klinischen sowie außerklinischen Optionen gesichert sein muss. Außerdem muss sichergestellt werden, dass geburtshilflichem Personal genügend Regenerationszeit gegeben wird, um arbeitsbedingten Stress zu vermindern. Es sollten auch noch eine regelmäßige Supervision und Fortbildungen zu Themen wie beispielsweise traumasensibler Betreuung angeboten werden. Auch das generelle Erlernen von Techniken der Selbstreflexion sowie Stressbewältigung sollten bereits in der Ausbildung des Personals verankert werden. Als besonders wichtigen Punkt nennt der Deutsche

Hebammenverband (2012) außerdem die Einführung von niedrigschwelligen und vertraulichen Meldemöglichkeiten von Gewalterfahrungen unter der Geburt für Gebärende, Begleitpersonen sowie geburtshilflichem Personal. Generell muss ein offenerer Umgang mit der Thematik geschaffen werden, um der Entstehung von Gewalt entgegenzuwirken (Deutscher Hebammenverband e.V. 2012).

Auch die WHO (2015) nennt in ihrem Positionspapier „Vermeidung und Beseitigung von Geringschätzung und Misshandlung bei Geburten in geburtshilflichen Einrichtungen" fünf Punkte, die zur Gewaltprävention beitragen sollen. Als ersten Punkt sieht die WHO eine vermehrte Unterstützung von Regierungen und Entwicklungspartnern für die Forschung zu der Thematik vor, um eine genauere Datenlage zu erhalten. Als zweiter Schritt soll die Initiierung von Programmen zur verbesserten Gesundheitsversorgung von Gebärenden folgen. Denn jede Gebärende hat das Recht auf eine sichere und qualitativ hochwertige Versorgung. Dieses Recht soll als dritter Punkt besonders hervorgehoben werden. Es soll ein öffentliches Bewusstsein für die Thematik geschaffen werden und das Recht auf eine würdevolle Gesundheitsversorgung von Gebärenden soll in internationalen Abkommen festgehalten werden. Um dieses Recht auch geltend machen zu können, soll in einem vierten Schritt ein Haftungssystem ausgearbeitet werden. Hierbei sollen Gesundheitssysteme für ihren Umgang mit Frauen nach klaren Richtlinien haftbar gemacht werden. Als fünften und abschließenden Punkt nennt die WHO die Einbeziehung aller Beteiligten. Hiermit ist das gemeinsame Entwickeln von Maßnahmen sowie die lückenlose Erkennung und Meldung von geringschätzigem sowie missbräuchlichem Verhalten unter der Geburt gemeint (WHO 2015).

6 Fazit

Gewalt in der Geburtshilfe stellt sich also als komplexe Problematik dar, zu der es weltweit deutlich mehr Primärforschung bedarf. Abschließend soll nun die Fragestellung dieser Arbeit beantwortet werden, die nach den Gründen für die Entstehung von Gewalt unter der Geburt sowie den daraus resultierenden Folgen fragt. Die Gründe für die Entstehung von Gewalt unter der Geburt können sehr facettenreich sein, sind jedoch hauptsächlich auf zwei große strukturelle Probleme zurückzuführen. Der erste große Faktor ist die Ökonomisierung des gesamten Gesundheitssystems. Durch die Einführung des DRG-

Fallpauschalensystems wird ein finanzieller Anreiz geschaffen, vermehrt Interventionen unter der Geburt durchzuführen. Es kommt öfter und frühzeitiger zur Stellung von Diagnosen, um die erbrachten Leistungen abrechnen zu können. Weil jede Intervention, besonders bei Durchführung ohne medizinische Indikation, potentiell gewaltsam sein kann, ist die Ökonomisierung der Geburtshilfe also ein Grund für die Entstehung von Gewalt unter der Geburt.

Aufgrund dieser durch die Ökonomisierung bedingten Entwicklungen, lohnt sich eine interventionsarme Geburtshilfe für viele Kliniken nicht mehr. Von 2008-2018 haben deshalb 22% der Kliniken ihre Geburtsstationen geschlossen. Bei steigenden Geburtenzahlen in Krankenhäusern um 14% im selben Zeitraum, verdichtet sich die Arbeitsbelastung in den übrigen Kreißsälen also stark. Ein weiterer Faktor, der negative Auswirkungen auf die Arbeitsbelastung hat, ist der bestehende Hebammenmangel. Die Hälfte aller Kliniken mit geburtshilflicher Abteilung hat Probleme offene Hebammenstellen zu besetzen. Vergleicht man die Jahre 2014 und 2020 miteinander, so hat sich das Problem mehr als verdoppelt. Im Durchschnitt können rund zwei Vollkraftstellen nicht neu besetzt werden. Bei den Beleghebammen fehlt es im Mittel sogar an 2,2 Stellen je Abteilung. Aufgrund dieser dünnen Personaldecke betreuen Hebammen meist mehrere Frauen gleichzeitig anstatt der gewünschten Eins-zu-eins-Betreuung. Durch diese Umstände sinkt die Qualität in der Geburtshilfe stark und das Personal ist einer vermehrten Arbeitsbelastung ausgesetzt. Diese Arbeitsbelastung wirkt sich negativ auf das Arbeitsklima aus und der Druck wird hierarchisch nach unten weitergegeben. Da die Patient*innen in der Klinikhierarchie an unterster Stelle stehen, besteht erneut das Risiko, dass Gewalt unter der Geburt entsteht.

Zu den Folgen von geburtshilflicher Gewalt lässt sich sagen, dass es mehrere Personengruppen gibt, die betroffen sein können. Hierzu zählen die Gebärenden, die Kinder, Väter/Partner*innen sowie auch die Geburtshelfer*innen. Am häufigsten und direkt am eigenen Körper sind die Gebärenden betroffen. Zu den Folgen, die Gebärende erleiden können, zählen Verletzungen und Hämatome, kurzfristige Emotionen wie Trauer oder Wut, der Abschluss der Familienplanung aber auch die Entstehung von psychischen Erkrankungen, wie einer posttraumatischen Belastungsstörung oder einer postpartalen Depression. Außerdem kann durch die traumatischen Erlebnisse die Mutter-Kind-Bindung sowie die Beziehung zum Partner/Partnerin gestört werden. Auch bei den Kindern sind ebenfalls physische Folgen wie Wunden und Verletzungen, eine Plexus-Parese oder die Schädigung des Zentralen Nervensystems zu nennen. Außerdem kann die psychosoziale Entwicklung gestört werden und es kann zu Stillproblemen oder stressbedingten Koliken kommen. Bei den Vätern/Partner*innen kann sich, als Folge auf das Erlebte, neben dem Gefühl der Mittäterschaft auch eine PTBS entwickeln. Sehr ähnlich sehen auch die Folgen für das Personal aus. Bei dieser Personengruppe kann es durch die Differenz von Berufsziel und Realität in den Kliniken, sowie der emotionalen Belastung durch das Erlebte, ebenfalls zu einer (sekundären) Traumatisierung kommen. Folgen beim Personal sind außerdem ein Burn-Out-Syndrom sowie die Erwägung den Beruf aufzugeben.

Um der Gewalt unter der Geburt entgegenzuwirken, ist ein struktureller Wandel erforderlich. Das DRG-Fallpauschalensystem ist für die Geburtshilfe ungeeignet und es sollte ein anderes Abrechnungssystem eingeführt werden, das keine finanziellen Anreize für mehr Interventionen setzt. Damit einhergehend muss der Hebammenmangel behoben werden. Die Ausbildungskapazität muss erhöht werden und die Arbeitsbedingungen für das Personal müssen verbessert werden. Infolgedessen wäre eine lückenlose Eins-zu-eins-Betreuung sinnvoll, die nachweislich positive Auswirkungen auf die Gebärende unter der Geburt hat, sowie die Interventionsraten sinken lassen würde. Außerdem besteht ein großer Forschungsbedarf an der Thematik, um Gewalt unter der Geburt besser verstehen zu können und im nächsten Schritt präventiv durch Public Health Maßnahmen vorbeugen zu können. Kritisch anzumerken ist abschließend, dass durch den bestehenden Forschungsbedarf nur eine limitierte Anzahl an Fachliteratur vorliegt, weshalb die Aussagekraft der Ergebnisse dieser Arbeit geschwächt wird.

Literaturverzeichnis

Ameli, K. & Valdor, L. L. (2020). Geburt im Spannungsfeld von Interaktion, Professionalität und Gewalterfahrungen. GENDER - Zeitschrift für Geschlecht, Kultur und Gesellschaft, 12(3), 141-156.

Ayers, S., Eagle, A., & Waring, H. (2006). The effects of childbirth-related post-traumatic stress disorder on women and their relationships: a qualitative study. Psychology, health & medicine, 11(4), 389-398.

Blum, K. & Löffert, S. (2021). Gibt es einen Hebammenmangel in Deutschland? Public Health Forum 2021, 29(2), 163-165.

Bohren, M. A., Vogel, J. P., Hunter, E. C., Lutsiv, O., Makh, S. K., Souza, J. P., Aguiar, C., Coneglian, F. S., Luíz, A., Diniz, A., Tuncalp, Ö., Javadi, D., Oladapo, O. T., Khosla, R., Hindin, M. J. & Gülmezoglu, A. M. (2015). The Mistreatment of Women during Childbirth in Health Facilities Globally: A Mixed-Methods Systematic Review. PLoS medicine, 12(6), e1001847.

Böhle, S., David, M., Breckenkamp, J., Henrich, W. & Seidel, V. (2021). Gewalt gegen Kreißsaalpersonal - Ergebnisse einer Online-Befragung und von Leitfadeninterviews an Berliner Geburtskliniken. Zeitschrift für Geburtshilfe und Neonatologie, 226(2), 121-128.

Carels, J. & Pirk, O. (2005). Gesundheitswesen. Berlin: Springer.

Deutsches Ärzteblatt (2019). Prävalenz zur Gewalt in der Geburtshilfe weiterhin unklar. Verfügbar unter: https://www.aerzteblatt.de/nachrichten/107793 [03.07.2022].

Deutscher Hebammenverband e.V. (2012). Empfehlungen für traumasensible Begleitung durch Hebammen. Karlsruhe: Deutscher Hebammenverband e.V.

Eichholz, I. (2019). Kinderrechtsverletzungen während der Schwangerschaft, Geburt und in den ersten Lebenstagen. Moor Verlag.

Franke, T. (2007). „Das Schöne wurde mir genommen" – wie Gewalterfahrungen unter der Geburt sich auf Bonding und Stillen auswirken. Kongressbeitrag: 6. Dt. Still- und Laktationskongress (26.10.2007), Göppingen.

Galtung, J. (1975). Strukturelle Gewalt. Beiträge zur Friedens- und Konfliktforschung. Reinbek bei Hamburg: Rowohlt Taschenbuch Verlag.

Grieschat, M. (2014). Gewalt in der Geburtshilfe. Verfügbar unter: https://www.gerechte-geburt.de/wissen/gewalt-in-der-geburtshilfe/ [01.07.2022].

Grieschat, M. (2022). Roses Revolution – am 25. November 2021. Verfügbar unter: https://www.gerechte-geburt.de/home/roses-revolution/ [13.09.2022].

Haerty, A. (2006). Primäre und sekundäre Sectio caesarea und Operationstechnik. In A. Strauss (Hrsg.) Geburtshilfe Basics, 1 (S. 249-251). Berlin: Springer.

Hartmann, M. (2019). Hebammenmangel in deutschen Kreißsälen – Doulas füllen die Lücke. Die Hebamme, 32, 44-48.

Hebammenverband Hamburg. (2022). Ansprechstelle in Hamburg für Betroffene von Respektlosigkeit und Gewalt rund um die Geburt. Hamburg.

Hodnett, E.D., Lowe, N.K., Hannah, M.E., Willan, A.R., Stevens, B. & Weston, J.A. (2002). Effectiveness of nurses as providers of birth labor support in North American hospitals: a randomized controlled trial. Jama, 288(11), 1373-1381.

Kappert-Gonther, K. (2019). Nein heißt Nein – Menschenrechte wahren in der Geburtshilfe. Verfügbar unter: https://kappertgonther.de/2019/11/nein-heisst-nein-menschenrechte-wahren-in-der-geburtshilfe/ [03.07.2022].

Knape, N., Schnepp, W., Krahl, A. & zu Sayn-Wittgenstein, F. (2013). Die Effektivität der Eins-zu-eins-Betreuung während der Geburt. Eine Literaturübersicht. Zeitschrift für Geburtshilfe und Neonatologie, 217(05), 161-172.

Kochschitz, K. (2018). Gewalt durch PatientInnen und/oder deren Angehörige an Krankenhauspersonal. Diplomarbeit. Wien: Medizinische Universität Wien.

König, R. (2020). Hebammenausbildung: Die Bachelor-Hebamme. Klinik Management aktuell, 25(01/02), 90-92.

Kruse, M. (2018). Traumatisierte Frauen begleiten. Das Praxisbuch für Hebammenarbeit, Geburtshilfe, Frühe Hilfen. Stuttgart: Hippokrates Verlag.

Leinweber, J. (2013). Empathiemüdigkeit: Hat emotionale Zugewandtheit ihren Preis? Die Hebamme 26(2), 124-127.

Leinweber, J., Jung, T., Hartmann, K., & Limmer, C. (2021). Respektlosigkeit und Gewalt in der Geburtshilfe – Auswirkungen auf die mütterliche perinatale psychische Gesundheit. Public Health Forum, 29(2), 97-100.

Lembke, S. (2020). "Insgesamt waren die Ausbildungsjahre die schlimmsten drei Jahre meines Lebens." Vom Einfluss der Ausbildung auf die Entscheidung, als Hebamme Geburten zu begleiten – Eine qualitative Studie. Masterarbeit. Hamburg. Hochschule für Angewandte Wissenschaften Hamburg.

Mesenburg, M. A., Victora, C. G., Jacob Serruya, S., Ponce de León, R., Damaso, A. H., Domingues, M. R., & da Silveira, M. F. (2018). Disrespect and abuse of women during the process of childbirth in the 2015 Pelotas birth cohort. Reproductive Health, 15(1), 1-8.

Mundlos, C. (2015). Gewalt unter der Geburt: der alltägliche Skandal. Marburg: Tectum Wissenschaftsverlag.

Mundlos, C. (2017). Gewalt unter der Geburt und ihre Auswirkungen. Hebamme, 30(05), 312-319.

Sahib, T. (2016). Es ist vorbei – ich weiß es nur noch nicht: Bewältigung traumatischer Geburtserfahrungen. BoD – Books on Demand.

Schwarz, C. M. & Schücking, B. A. (2004). Adieu, normale Geburt? Dr. med. Mabuse, 148(3/4), 22-25.

Schwenzer, T. (2018). Forensischer Druck als Sektioindikation – Gefühl oder Evidenz? Der Gynäkologe, 51(6), 493-502.

Söderquist, J., Wijma, K. & Wijma, B. (2002). Traumatic stress after childbirth: the role of obstetric variables. Journal of Psychosomatic Obstetrics & Gynecology, 23(1), 31-39.

Traum(a) Geburt e.V. (2020). Roses Revolution Day. Verfügbar unter: https://www.rosesrevolutiondeutschland.de/Roses-Revolution-Day/ [13.09.2022].

Weidner, K., Garthus-Niegel, S., & Junge-Hoffmeister, J. (2018). Traumatische Geburtsverläufe: Erkennen und Vermeiden. Zeitschrift für Geburtshilfe und Neonatologie, 222(05), 189-196.

WHO (1985). Appropriate technology for birth. Lancet, 2, 436-437.

WHO (2015). Vermeidung und Beseitigung von Geringschätzung und Misshandlung bei Geburten in geburtshilflichen Einrichtungen.

WHO (2002). Weltbericht Gewalt und Gesundheit. Zusammenfassung.

BEI GRIN MACHT SICH IHR
WISSEN BEZAHLT

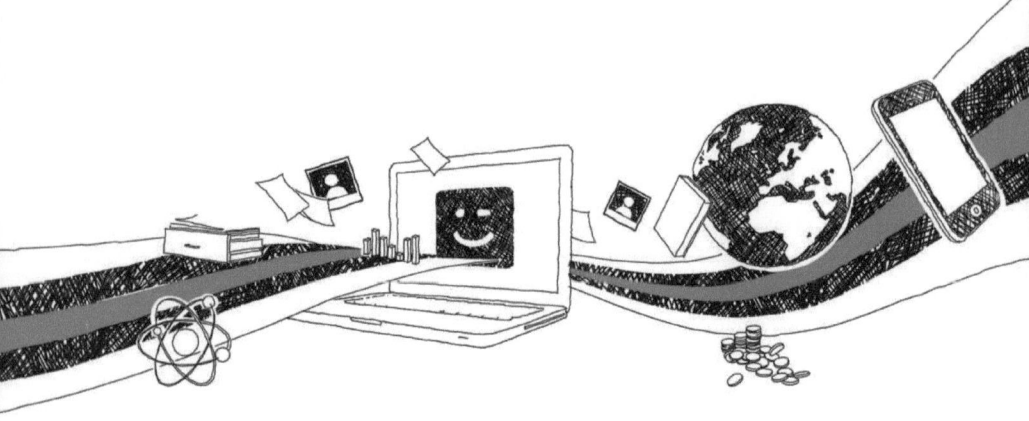

- Wir veröffentlichen Ihre Hausarbeit,
  Bachelor- und Masterarbeit

- Ihr eigenes eBook und Buch -
  weltweit in allen wichtigen Shops

- Verdienen Sie an jedem Verkauf

Jetzt bei www.GRIN.com hochladen
und kostenlos publizieren

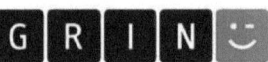